LES PRÉJUGÉS

CONTRE L'USAGE ALIMENTAIRE DE LA

VIANDE DE CHEVAL

PAR

M. DECROIX

VÉTÉRINAIRE EN PREMIER A LA GARDE DE PARIS.

Lecture faite à la Société protectrice des animaux *(Séance du 21 janvier 1864.)*

PARIS

DE SOYE ET BOUCHET, IMPRIMEURS

2, PLACE DU PANTHÉON.

1864

LES PRÉJUGÉS

CONTRE L'USAGE ALIMENTAIRE DE LA VIANDE DE CHEVAL

Par M. DECROIX.

I

Il n'y a guère de séance où quelque membre de notre Société n'élève la voix pour signaler les brutalités, les privations, les misères de toute sorte, qu'ont à subir les chevaux que l'âge et les infirmités ont rendus à peu près impropres à tout service. Cent fois des cœurs compatissants ont protesté, dans cette enceinte, contre l'ingratitude dont sont victimes les animaux qui se sont épuisés pour nous procurer des plaisirs ou pour satisfaire nos besoins. Un de nos collègues, M. le docteur Blatin, nous a tracé le récit lamentable des souffrances qu'ont à endurer, avant d'être sacrifiés dans les clos d'équarrissage, les malheureux chevaux, auxquels, à la fin de leur carrière, on retranche les aliments parce qu'ils ne peuvent plus travailler, et qui ne peuvent plus travailler parce qu'ils meurent de faim.

Le meilleur moyen de mettre un terme à un si navrant spectacle, c'est de livrer à la consommation, comme animal de boucherie, tout cheval qui ne pourrait plus rendre de bons services. Cette idée n'est pas neuve, je le sais, elle a été exprimée bien souvent dans notre Société, notamment par MM. Isidore Geoffroy Saint-Hilaire, Blatin, Couturier de Vienne, Munaret, et par d'autres; malheureusement elle a rencontré des obstacles, et elle tarde beaucoup à porter ses fruits. Les efforts tentés jusqu'à ce jour pour répandre l'hippophagie chez nous n'ont pas été couronnés de succès; mais ce n'est pas une raison pour se décourager. au contraire, il faut persévérer, avec un redoublement d'ardeur, jusqu'à ce que le but soit atteint.

Toute vérité utile doit s'attendre à passer par mille épreuves, avant d'être mise en pratique.

Je n'entreprendrai pas de démontrer que la viande de cheval, d'âne et de mulet, est saine, agréable et très-nourrissante; les faits ont parlé. Ainsi, voilà plus d'un demi siècle que l'illustre Larrey, le père du soldat et le père de la médecine militaire, a su mettre à profit les qualités alimentaires de cette viande. Dans plusieurs contrées de l'Europe, elle est livrée à la consommation; tandis que chez nous, bien que les médecins, les vétérinaires, les hygiénistes aient prouvé qu'elle *peut* et qu'elle *doit* entrer dans l'alimentation, nous en sommes encore à formuler des vœux. Pourquoi ne pas se hâter de faire profiter le public, et notamment les classes peu aisées, d'un aliment si bienfaisant? La France est le pays où la charité et la philantropie s'occupent le plus ardemment des pauvres, mais ils n'en est pas moins avéré que beaucoup souffrent de la faim, que beaucoup ne mangent guère de viande que lorsqu'ils sont assez malheureux pour en recevoir de la charité publique ou privée.

On ne s'étonnera pas, je le présume, qu'il soit souvent question des pauvres dans ce travail. « La compassion pour les animaux, répète souvent notre honorable Président, ne doit pas nous rendre insensibles aux souffrances de nos semblables. » Et justement, on trouve un argument en faveur des bêtes, dans le désir de soulager les classes déshéritées, et réciproment. Mais on pourrait craindre que la répugnance pour la chair de cheval fût assez grande, surtout chez les pauvres, pour que cette viande ne fût jamais admise dans l'alimentation. J'ai de nombreux faits qui prouvent qu'une telle crainte n'est pas fondée.

En voici quelques-uns :

II

Pendant l'année qui vient de s'écouler, j'ai continué mes recherches scientifiques sur la viande de cheval. Grâce à l'autorisation de M. le Préfet de police, j'ai pu m'en procurer, chez un membre de notre Société, M. Macquart, à qui je dois des remercîments pour l'empressement et le désintéressement qu'il a mis à me donner ce que je désirais. Indépendamment des observations destinées à un mémoire spécial, j'ai pris à cœur le côté pratique de la question, le seul que j'aie en vue aujourd'hui.

L'exemple étant plus convaincant que la parole, j'ai fait un usage habituel de la viande de cheval depuis plus d'un an. Le bœuf, le mouton et la volaille n'ont paru chez moi que tout à fait exceptionnellement. On comprend bien que je ne faisais pas une cuisine particulière pour les personnes qui venaient me voir. J'ai donc fait manger du cheval à presque tous les parents, amis et connaissances, qui m'ont fait le plaisir de s'asseoir à ma table. Comme il n'est pas d'usage de signaler aux convives l'origine de ce qu'on leur sert, et que d'autre part, les personnes bien élevées ne s'enquièrent pas de l'espèce animale qui fournit le menu du repas, peut-être quelques-uns de mes hôtes ignoraient-ils qu'ils se nourrissaient de cheval. En tous cas, forcés d'avouer qu'ils n'ont rien soupçonné, ils auraient fort mauvaise grâce à venir se plaindre aujourd'hui : quand on est traité comme le maître du logis, et avec lui, on n'a rien à dire.

Une cinquantaine de personnes ont été reçues chez moi en 1863, dans les conditions que je viens de révéler pour la première fois. Les unes n'ont fait qu'un seul repas, d'autres y ont vécu six, huit jours et plus. Eh bien, j'ai la douce confiance que pas une ne sera blessée de l'honneur volontaire ou involontaire fait par elle à la viande de cheval. Je pourrais en appeler au témoignage de quelques-uns de mes hôtes ici présents.....

De ces faits, il ressort, ce me semble, que le bœuf, dont le prix devient hors de proportion avec les ressources de la classe ouvrière, peut être remplacé parfaitement et sans le moindre inconvénient par le cheval. Je ferai observer, en effet, que bien que ma table ne soit pas somptueuse, il n'y aurait certainement plus lieu de s'apitoyer sur le sort des pauvres, s'ils en avaient tous une pareille.

Il est vrai que, chez moi, j'ai pu faire manger du cheval, mais ailleurs trouverait-t-on quelqu'un qui voulût en préparer et surtout en faire manger aux autres ? Appuyé sur de nombreux faits, je réponds affirmativement. Des officiers, des sous-offi-ciers et des soldats se font un plaisir d'en faire paraître sur leurs tables. Dans toutes les classes de la Société, j'ai trouvé des familles curieuses de juger, par elles-mêmes, de sa valeur alimentaire, et toutes ont reconnu que le cheval peut figurer avantageusement à côté du bœuf; ce que les banquets d'Alfort, de Toulouse, d'Alger, etc., avaient démontré depuis longtemps. Souvent des personnes que je ne connais pas m'en demandent ou m'en font demander; ainsi depuis une quinzaine de jours, M. Ravel, docteur en droit, m'a prié deux fois de lui en procurer. Il y a trois semaines, M. Brette, négociant à Autun (Saône-et-Loire), à cent lieues d'ici, me demandait un filet pour un repas extraordinaire. Ce négociant m'écrivait, il y a quelque jours : « Désormais nous plaçons le cheval au-dessus de la viande de bœuf et du chevreuil, tant sous le rapport du goût que sous celui de la finesse de la viande. »

Ces jours derniers, un de mes confrères, M. Petit, passe chez moi, emporte un morceau de cheval, et m'engage à aller le manger avec lui, quelques jours plus tard. En rentrant, il le dépose dans sa cuisine, s'absente un moment, puis revient déjeûner. Le repas terminé, la cuisinière demande si les *biftecks* étaient bons.

— Oui, répondit M. Petit, très-bons, délicieux.

Lorsqu'il apprit que, contre son attente et contre son gré, c'était la viande de cheval qui les avait fournis, il ne pouvait y croire. Il m'annonça ce résultat, en me disant qu'il n'avait jamais mangé de meilleurs *biftecks*, et en me priant de lui envoyer un autre morceau de cheval, pour célébrer la fête des Rois. J'ai assisté à ce repas de réjouissance; nous étions sept personnes à table; et je n'ai entendu que des éloges pour le bouillon et la daube de cheval.

Par ces faits et par une foule d'autres semblables, que je passe sous silence, on voit que ce n'est pas seulement chez moi que le bienfaisant animal est mis en usage; mais encore partout où l'on peut en avoir, et où l'on s'est dépouillé du préjugé.

A Alger, j'ai trouvé les plus chaleureux partisans de la chair du cheval, chez les religieuses, les religieux et les prêtres, en tête desquel je place un homme d'un grand esprit et d'un grand cœur, feu l'abbé Chapelier.

Ici, je me suis aussi mis en rapport avec les prêtres et les communautés religieuses, parce que les pauvres, que j'ai principalement en vue, s'adressent à eux de préférence dans leurs besoins. Je constate avec satisfaction que la proposition de l'hippophagie est partout accueillie favorablement; et je dois ajouter que les prêtres, comme les sœurs, professent ce principe, « qu'il ne faut pas faire manger à autrui ce dont on ne voudrait pas manger soi-même. » Je leur ai donc procuré de la viande quand j'ai pu, afin de les mettre en mesure d'en parler par expérience. A cette occasion, qu'il me soit permis de citer un fait assez amusant.

M. Reboul, curé de la paroisse Saint-Paul, désirait goûter du cheval avant de le recommander. En conséquence, j'allai l'engager à dîner ; mais il s'excusa, en me disant qu'il était invité par son vicaire.

— Eh bien ! lui dis-je, amenez votre vicaire.

— Cela ne se peut, répartit M. Reboul, il a beaucoup de personnes à dîner.

J'allais me retirer, lorsque mon interlocuteur me dit :

— Vous m'assurez que le bouillon et la daube sont de bonne qualité ? Eh bien, envoyez-les nous ce soir. Je vais prévenir mon vicaire.

— Je le veux bien, mais ne mettez nul autre convive dans la confidence, avant la fin du dîner.

A six heures, le bouillon et la daube arrivaient à destination. Voici le résultat de l'expérience, d'après M. Reboul lui-même :

Le bouillon fut trouvé excellent. — Jamais, me dit-il le lendemain, je n'en ai pris de meilleur. Vinrent ensuite plusieurs plats, mais pas de cheval. Le curé s'adressant au vicaire :

— Mais, M. l'abbé, il me semblait que vous deviez nous offrir une daube.

— Certainement, Monsieur, répondit le vicaire, mais elle a été servie après le bouillon ; vous en avez mangé, et vous l'avez trouvée bonne, puisque vous y êtes revenu.

Alors le secret fut dévoilé, au grand étonnement et à la grande hilarité de tous les convives. Ce qui avait été cause de la méprise, c'est que le nom de *daube* employé par mon cuisinier n'est pas exact ; il s'agit plutôt *de cheval à la mode*. Le fait que je viens de rapporter, en quelques mots, prouve, une fois de plus, que l'on peut faire manger du cheval pour du bœuf, même lorsque les convives sont sur leurs gardes.

III

Jusqu'ici j'ai montré que l'aliment qui nous occupe a figuré sur des tables assez bien servies ; mais les pauvres n'ont-ils pas plus de méfiance ? Le dégoût, fruit du préjugé, ne les éloigne-t-il pas de tout ce qui est nouveau, en fait de nourriture ? J'ai des faits nombreux prouvant que les indigents n'ont pas plus de répugnance que les riches pour la viande de cheval. — Arrivé à ce point de mon sujet, je suis saisi d'un certain scrupule, car il est écrit : *Lorsque vous faites l'aumône, que votre main gauche ne sache point ce que fait votre main droite.* (Evangile S. Matth. vi, 3.) Cependant quand il s'agit de combattre un préjugé si nuisible et si déraisonnable que celui contre lequel nous nous élevons, je crois, au contraire, qu'il faut parler haut, selon cet autre précepte du même Évangéliste : *Que votre lumière luise devant les hommes, afin qu'ils voient vos bonnes œuvres, et qu'ils glorifient votre Père qui est dans les cieux.* » (S. Matth., v, 16.) En effet, quand je ferais manger de la viande de cheval à toute la ville de Paris, si personne n'en savait rien, le préjugé ne s'en perpétuerait pas moins. En voici la preuve : Appréciant parfaitement les avantages qui résulteraient, pour les classes malheureuses, de la réhabilitation de cet aliment, le Supérieur d'une communauté religieuse en fit manger, dans son établissement, et suivit le conseil que je lui donnai de n'en rien dire, si ce n'est après l'épreuve. Le lendemain, il m'écrivait : « *Le bouillon que nous avons mangé à midi était si bon, qu'il n'est guère possible d'en avoir de meilleur.* » Dans une autre lettre, il me disait : « Le rôti que vous nous avez envoyé était bien bon, bien tendre... Il a été mangé pour du *chevreuil !* » En même temps, il m'annonçait qu'ayant parlé plusieurs fois de l'alimentation par la viande de cheval, et qu'ayant remarqué à ce sujet une grande répugnance dans la communauté, il n'avait pas encore osé faire connaître combien cette répugnance était mal fondée, puisque le mets qu'on trouvait si bon comme chevreuil n'était que du cheval.

Pour détruire le préjugé, il faut donc, lorsque l'on fait manger de cet animal, ne pas craindre de le dire. Cette ligne de conduite m'a très-bien réussi auprès des pauvres : ainsi, toutes les semaines, je vais les trouver à la porte de la caserne où ils attendent les restes des soldats ; je leur dis à haute voix que j'ai de la viande de cheval cuite pour huit ou dix d'entre eux, et que ceux qui en désirent peuvent venir m'en demander. Il s'en présente toujours plus que le nombre indiqué. Quelquefois, pour savoir combien, parmi les indigents qui viennent à la caserne, avaient encore de la répugnance, je disais : « J'ai de la viande pour tous ceux qui en veulent. » Eh bien, tous se présentaient, c'est-à-dire un nombre variable de quatorze à vingt. Il m'est arrivé de ne pouvoir les contenter tous.

J'aurais bien désiré faire tous les jours de ces grandes distributions ; mais je ne suis autorisé par la Préfecture de police qu'à prendre de petites quantités de cheval à la fois, et, d'autre part, je ne voudrais pas être indiscret envers notre collègue, M. Macquart, qui n'a jamais voulu accepter aucune rétribution.

J'ai donné de la viande de cheval crue à des familles ouvrières peu aisées. Plusieurs fois aussi j'en ai porté de cuite, ainsi que du bouillon à des malades. Tous étaient très-heureux et auraient désiré en avoir souvent. Je rappellerai que le bouillon est très-nourrissant, d'une digestion facile, et que, par conséquent, il est préférable à celui de bœuf pour les personnes affaiblies et qui ont besoin de prendre des forces.

I V

Aux bienfaits qui doivent résulter pour les classes indigentes de la réhabilitation du cheval comme animal de boucherie, il est bon d'en ajouter un autre qui n'a pas encore été signalé ; c'est que la fortune privée, et par conséquent la fortune publique, serait augmentée d'une quotité facile à déterminer approximativement.

Ainsi la France et l'Algérie possèdent :

Chevaux.	3,000,000	
Anes et mulets (1)	1,000,000	en nombre rond.
Total. . .	4,000,000	

En fixant à 150 kilogr. le poids moyen des animaux (2), on trouve que les quatre millions représentent six cent millions de kilogr. de viande ; en estimant le kilogr. à 0 fr. 40 c., c'est-à-dire au quart environ du prix du bœuf, on voit que la fortune publique serait augmentée de *deux cents qua-*

(1) D'après mes observations, le mulet est meilleur que le cheval, et l'âne meilleur que le mulet.

(2) Dans l'état actuel, ce poids est trop élevé ; mais il sera à peu près exact, après le changement qui doit s'opérer dans l'existence des vieux chevaux, lorsqu'ils seront admis dans les boucheries.

rante millions de francs. Et ce n'est pas là une valeur imaginaire et fictive, comme celle d'un billet de banque ou d'un diamant, mais bien une valeur réelle, effective, ayant pour but de satisfaire le plus pressant et le plus constant de nos besoins, celui de notre alimentation.

V

Je croirais manquer à un devoir, si je n'ajoutais un mot à l'adresse des armées en campagne.

Pour la grande famille militante de toutes les parties du monde, famille composée d'hommes dans la force de l'âge, exposés fréquemment à toutes les intempéries, appelés à supporter de grandes fatigues, la viande de cheval, qu'on le sache bien, est meilleure, plus nourrissante que celle de jeunes bœufs, dont la chair pâle, molle, tient trop de celle du veau. Bien des fois, en expédition, j'ai pu comparer l'une à l'autre, et certainement l'avantage est pour la viande de cheval, sous le rapport de la *valeur nutritive.* Je ne prétends pas, bien entendu, qu'un morceau de cavale vieille, maigre, épuisée par les fatigues et les privations, soit aussi agréable au palais, aussi tendre à la dent que celui d'un bœuf bien engraissé et bien reposé ; mais, dans ces mauvaises conditions même, le cheval donne un *bon* bouillon et un bouilli *dur*, mais *très-nourrissant.* Eh mon Dieu ! en campagne, ne mange-t-on pas quelquefois du biscuit, quoique le pain de deuxième qualité soit préférable ?

A mon avis, on doit livrer à la consommation, de préférence aux bœufs épuisés qui suivent les armées, tous les chevaux auxquels il arrive des accidents graves : — éventrations, fractures, etc., — ceux qui sont blessés mortellement ; ceux qui sont affectés de boiteries intenses et incurables ; enfin, ceux atteints de lésions accidentelles assez graves pour les rendre impropres au service après guérison. Voici une autre ressource qui n'est pas à dédaigner en certains moments. Souvent, pendant les guerres, des animaux sont tués sur place, sans presque perdre de sang. On pourrait craindre que leur chair, *mal saignée*, fût insalubre et d'une digestion difficile. C'est une erreur ! Elle est un peu plus foncée en couleur, moins belle à la vue ; elle donne un peu plus d'écume ; voilà tout. Si les approvisionnements font défaut, ou s'ils sont trop éloignés, on peut faire usage de cette viande en toute confiance.

En campagne, les armées qui sont l'objet des plus vives sollicitudes ne doivent pas se flatter d'avoir toujours la ration assurée pendant les marches et contremarches. Combien de fois n'ai-je pas vu nos troupes privées de viande ou n'en avoir que de très-médiocre qualité, lorsque, près de là, de bons chevaux tués par l'ennemi étaient abandonnés. En Crimée, n'a-t-on pas vu les Anglais souffrir de la privation de viande, tandis qu'ils en laissaient perdre des quantités considérables provenant de leurs chevaux ? Nos alliés n'ont pas su profiter des exemples donnés par l'illustre Larrey, en Égypte, dans l'île Lobau et ailleurs. La division d'Allonville, à Eupatoria, et la division d'Autemarre, à Baïdar, ont été mieux inspirées : elles ont su tirer parti de la viande de cheval.

Je fais des vœux ardents pour qu'en Pologne, en Amérique, et partout où il y a des guerres, les combattants ne se laissent pas souffrir de la faim à côté de chevaux tués ou gravement blessés.

VI

Des faits et des considérations contenues dans ce travail, je me crois autorisé à admettre qu'il y a assez de personnes au-dessus des préjugés, pour que la viande de cheval soit consommée et même *recherchée*, dès qu'il y en aura dans des boucheries. Oui, certes, Isidore Geoffroy Saint-Hilaire avait raison de dire : « N'est-il pas absurde de perdre chaque mois, par toute la France, *des millions de kilogrammes* de bonne viande, quand, par toute la France aussi, il y a *des millions d'hommes* qui manquent de viande. »

Afin de contribuer, pour ma faible part, à faire entrer la viande de cheval dans l'alimentation publique, j'offre :

Une prime de *trois cents francs* à celui qui, dans le courant de l'année 1864, ouvrira une boucherie de viande de cheval, en France ou en Algérie ;

Et une seconde prime de *deux cents francs* à celui qui, en 1864, ouvrira un restaurant de viande de cheval.

Ces primes seront délivrées par l'entremise du trésorier de la Société protectrice des animaux, dans le deuxième mois qui suivra l'ouverture bien constatée de ces établissements.

Depuis sa fondation, notre Société ayant toujours été très-favorable à l'admission des chevaux hors de service dans le commerce de la boucherie, et, d'autre part, plusieurs personnes m'ayant exprimé le désir de s'associer à mon projet, je propose qu'une souscription soit organisée parmi tous ceux qui veulent concourir à cette œuvre de bienfaisance et d'intérêt général.

Une commission serait nommée et *déléguée* pour disposer, selon qu'elle jugerait opportun, du montant de la souscription et pour faire toutes les démarches les plus propres à obtenir que la viande de cheval entre dans l'alimentation publique.

Conformément à la proposition ci-dessus, la *Société protectrice*, dans sa séance du 24 janvier, a nommé une commission composée de neuf membres.

www.ingramcontent.com/pod-product-compliance
Lightning Source LLC
LaVergne TN
LVHW011929170726
843501LV00011BA/4287